LES

Troubles Psychiques

CHEZ

LES PARKINSONNIENS

PAR

Alphonse-Henri MALHÉ

Né à Papeete (Île Tahiti), le 8 Mai 1888

Docteur en Médecine

ANGOULÊME

IMPRIMERIE L. COQUEMARD et Cie

42, Rue Fontaine-du-Lizier, 42

1908

LES TROUBLES PSYCHIQUES

CHEZ

LES PARKINSONNIENS

LES

Troubles Psychiques

LES PARKINSONNIENS

PAR

Alphonse-Henri MALLIÉ

Né à Papeete (Ile Tahiti), le 8 Mai 1883

Docteur en Médecine

ANGOULÊME

IMPRIMERIE L. COQUEMARD ET CIE

42, Rue Fontaine-du-Lizier, 42

1908

Voici donc finies les années qui font de l'adolescent d'hier un médecin, et maintenant la vie va s'ouvrir, incertaine. A mes maîtres des Hôpitaux et de la Faculté, à ceux qui nous ont guidé de leurs exemples, soutenu de leurs conseils, à tous ceux qui ont tenté de nous armer pour l'avenir, c'est bien sincèrement que nous disons merci.

A M. le Dr Courtin qui guida nos premiers pas en chirurgie, à M. le Pr Arnozan qui nous fit comprendre l'incomparable valeur de l'Hôpital comme moyen d'étude, à M. le P^r agrégé Mongour dont le vivant enseignement et la cordialité nous ont laissé si bons souvenirs, à M. le Pr Demons chez qui nous avons passé un profitable semestre de clinique chirurgicale, notre reconnaissance est acquise. Mais qu'il nous soit permis de nous souvenir particulièrement de M. le Pr Boursier auprès duquel, à deux reprises notamment, nous avons pu admirer comment les sagaces qualités d'un clinicien doublées des qualités du cœur font un maître unanimement et respectueusement aimé et suivi. De même, nous nous inclinerons devant M. le Pr Pitres. Ce n'est point de leurs élèves, surtout des plus obscurs, que peuvent être loués de pareils maîtres. Aussi sentons-nous bien vivement le prix de l'honneur que nous a fait M. le Pr Pitres en acceptant la présidence de notre thèse et c'est de tout cœur que, bien respectueusement, nous l'en remercions ici.

Mallié

Nous ne voulons point oublier que nous avons sans réserve fait appel à la science précise et à l'amabilité de M. le P[r] agrégé Abadie et nous garderons le meilleur souvenir de son accueil si simple et si cordial. Nous n'oublierons pas non plus l'année si agréable passée au laboratoire de M. le P[r] agrégé Gautrelet, ni la simplicité charmante de M. le P[r] agrégé Gentes, ni les lumineuses causeries de M. le Pr Régis. Que M. le Dr Bellat, directeur de l'asile de la Couronne, nous permette de le remercier ici de la sympathie qu'il a bien voulu nous témoigner au cours des deux années passées à l'asile, sous ses ordres, et de la paternelle façon dont il nous a accueilli et dirigé.

L'étude des troubles psychiques au cours de la maladie de Parkinson n'est pas ancienne, puisque les premières observations qui mentionnent ces troubles, incidemment d'ailleurs, ainsi que les premiers travaux d'ensemble ont paru surtout aux environs de 1880-82. C'est cependant une question fort controversée, encore actuellement, et toutes les opinions ont été soutenues.

A nombre d'observateurs, en effet, et non des moins considérables, ces troubles sont restés ou inaperçus, ou sont apparus comme sans importance. D'autres auteurs, au contraire, et il faut reconnaître que c'est la majorité, les estiment à peu près constants mais dissertent sur leur signification, car les premiers ne voient là qu'une simple coïncidence alors que les seconds attribuent à ces phénomènes la valeur de symptômes précis, légitimement décrits.

Les premiers auteurs surtout taisent l'existence de troubles intellectuels chez des Parkinsonniens. Parkinson n'en parle pas plus dans son mémoire, qui parut en 1817, que Jaccoud, même dans la 5ᵉ édition de son Traité de pathologie interne, qui date de 1877.

Charcot n'ignore pas ces troubles, mais il ne leur attribue aucune importance. Il préfère souligner le curieux contraste existant entre cette inertie éternelle de la physionomie, si caractéristique chez ces malades et la lucidité persistante de la pensée, — entre cette présence de l'activité mentale et l'absence de ses manifestations extérieures, — en somme insiste sur un exemple de ce que Pierret appelle la paramimie. Et c'est bien

parce qu'il attribue peu d'importance aux troubles psychiques
mentionnés au cours des observations parues alors, que Charcot ne souligna que cette dissociation, et non par ignorance,
car il indiqua lui-même chez certains Parkinsonniens observés
par lui, l'affaissement des facultés psychiques et parfois même
une caducité précoce ; mais pour lui, ce sont là phénomènes
ultimes ou résultats de complications fortuites.

Brissaud (1895) H. Lamy (1905) admettent également que
les Parkinsonniens paraissent être, au point de vue intellectuel, plus touchés qu'ils ne le sont peut-être en réalité.

Gilbert Ballet, plus catégorique encore, conclut en ces
termes, dans la dernière édition de son Traité des maladies
mentales (1890) : « En résumé, si l'on écarte les états psychiques contingents qui peuvent se surajouter en quelque sorte
à l'évolution de la maladie de Parkinson, on peut affirmer
que cette maladie n'affecte que peu ou point l'état mental des
sujets qu'elle frappe (Dutil).

Lamarche (1898-99) est frappé de trouver chez tous ses
malades un raisonnement très correct sans aucun degré du
« gâtisme » que présentent tant d'autres vieillards non Parkinsonniens. De fait, sur 6 cas personnels, dont 4 hommes
et 2 femmes, chez tous la mémoire est reconnue bonne et l'intelligence signalée intacte.

Carrayrou (1903), au cours de son chapitre symptomatolo-
gique, mentionne des troubles psychiques, mais dépassant les
idées de son maître Brissaud, il fait même de l'intégrité du
psychisme un élément du diagnostic avec les Paralysies géné-
rales et les mélancolies où se rencontrent des tremblements.
Sur 10 cas personnels (5 H.5 F.). Carrayrou signale seulement
un homme qui présenta de l'affaiblissement intellectuel
rapidement arrivé à la démence et une femme qui eut des
symptômes pseudo-bulbaires.

L'opinion diamétralement opposée à celle que nous venons
de voir a été formulée et soutenue aux différentes dates de
l'histoire de la question. Non seulement on a posé comme
indiscutable l'existence de véritables symptômes mentaux, au

cours de la maladie de Parkinson, mais encore des auteurs, Ball (1882), Parant (1883), Roger (1885), etc., l'ont considérée comme très commune.

Vulpian dit, qu'à une période avancée de la maladie de Parkinson, l'activité cérébrale est légèrement diminuée en même temps que s'exagère l'impressionnabilité.

A son exemple et sans aller aussi loin que les précédents, de nombreux observateurs ou écrivains ont admis simplement que les troubles intellectuels existaient ou coexistaient au cours de cette affection. Trousseau, Axenfeld et Huchard, Grasset, etc., indiquent l'affaiblissement de l'idéation, l'infidélité croissante de la mémoire.

Dans la thèse de Béchet (1891-92), sur 12 cas de maladie de Parkinson dont 16 personnels (9 H., 3 F.), cinq fois l'intelligence est signalée intacte ; cinq fois il n'y a que la tristesse de caractère, 2 fois de l'affaiblissement intellectuel surtout mnésique.

P. Bloch, enregistre des constatations analogues dans son article du Traité de médecine de Debove et Achard et se rend compte que l'affaiblissement grandissant des facultés peut aller jusqu'à la démence.

J. Grasset et G. Rauzier, dans leur bel article du Traité de médecine de Brouardel et Gilbert (1905), de même que Weygandt, dans son Atlas-Manuel de psychiâtrie (1904), regardent également comme indiscutables les troubles psychiques des Parkinsonniens, malgré les « excellentes raisons » données pour tenter de réhabiliter l'état mental de ces derniers.

Tout en croyant, avec son maître Brissaud, à leur gravité plus apparente que réelle, Alquier (1904), signale des symptômes psychiques, surtout intellectuels.

Je trouve dans sa thèse 3 cas personnels (2 F., 1 H.) qui tous trois ont présenté de l'indifférence, de la taciturnité, depuis l'apparition de la maladie.

Enfin de nombreux observateurs ont publié des cas probants, parmi lesquels Ball (1882), Ringrose Atkins (1882), Parant (1883) Roger (1885), Luys, Peter, Wille (1888), Bechet (1891-92), John

Punton (1903), Collomb (1905), 2 cas de Nicol, 1 cas d'Althaus (1870), un cas de Lorain (1875), un cas de Lasègue, un cas de St-Léger (1879). Rodriguez (1906), Stephens (1907), Bourilhet (1908), etc.

Mais des dissentiments se font jour, même dans le camp de ceux qui admettent sans réserve l'existence des symptômes cérébraux de la maladie de Parkinson.

C'est ainsi que les uns pensent que les troubles qu'ils ne reconnaissent d'ailleurs pas comme très communs sont le plus ordinairement des phénomènes associés ou même surajoutés. (Dutil. Weygandt, 1906, Compin ; 1902, etc.).

Les autres font, au contraire, dépendre les troubles intellectuels de la Paralysie agitante et, dans la dernière édition de son Précis de psychiâtrie (1906), Régis dit expressément qu'il croit « que la maladie de Parkinson comporte dans sa symptomatologie un état mental particulier », et qu'on y peut en dehors de cet état mental, rencontrer des délires et des psychoses. Bien qu'il reconnaisse un rôle possible à des causes associées, arthritisme, artério-sclérose, auto-intoxication, etc., Régis maintient cependant leur lien avec la Paralysie agitante. Dans sa thèse, son élève Collomb a adopté cette opinion, (thèse Bordeaux 1905).

Il résulte donc de cet exposé des opinions et des études parues sur le sujet qui nous occupe, qu'actuellement encore on n'est pas arrivé à une définitive mise au point des questions suivantes :

La clinique peut-elle affirmer que le tableau symptomatique de la maladie de Parkinson comporte ou ne comporte pas de lésions psychiques ? Et s'il est établi que leur présence est la règle, y a-t-il coïncidence simple ou relation de causalité ?

Dans l'état actuel de nos connaissances sur les différentes questions que nous venons de voir posées, il semble indiscutable que la première ne se doive résoudre autrement que par l'affirmative. Très certainement il y a un état mental lésé et des troubles psychosiques chez beaucoup de Parkinsonniens. La présence des symptôme spsychiques est aujourd'hui admise, il faut bien le constater dans le tableau clinique de la maladie de Parkinson, et ceux-mêmes des auteurs modernes qui ne leur attribuent qu'une place minime n'osent du moins pas en refuser une.

Aussi allons-nous maintenant passer en revue les différents troubles qui ont été signalés jusqu'à nos jours par les auteurs qui ont contribué à l'étude de la question.

Dans leurs exposés historiques, Compin (thèse de Lyon 1902) puis Collomb (thèse de Bordeaux 1905) ont suivi la classification proposée par Parant (1883) et qu'on peut résumer ainsi :

Dans un premier groupe, on réunira les cas où ne sont observées que de simples modifications d'humeur ; dans un deuxième seront ceux qui ont présenté l'affaiblissement des facultés intellectuelles à un degré variant de la simple obtusion à la démence la plus complète. Enfin dans le troisième groupe, seront comprises les observations où furent enregistrés des symptômes vésaniques proprement dits.

Nous ne continuerons pas l'emploi de cette classification où le deuxième groupe est, à notre avis, trop compréhensif et partant disparate. Si la simple obtusion intellectulle n'est pas comparable à une psychose, en revanche la démence serait mieux à sa place dans le groupe des «signes de folie proprement dite ». La création d'un groupe aussi peu net me paraît donc une inutile complication.

Nous adopterons l'ordre plus simple, exposé par Régis dans la dernière édition de son remarquable et lumineux Précis de Psychiâtrie (1906). Dans un groupe seront les « *Troubles psychiques élémentaires* » ou troubles de l'état mental ; dans un autre les « *Psychoses* » confirmées, les états psychopathiques vrais.

TROUBLES PSYCHIQUES ÉLÉMENTAIRES

A. *Opinions émises*. — Depuis que l'attention des observateurs a été attirée sur le psychisme des Parkinsonniens, presque l'unanimité des cas est signalée avec des troubles de gravité et de qualité variables mais réels. Mais certains observateurs, en particulier parmi ceux des grands ouvrages classiques, ont du moins voulu les regarder comme naturels et non morbides. La conscience de leur infirmité excusait la mélancolie de leurs attitudes, l'exigence, l'impatience de beaucoup de ces malades. A mon humble avis, il ne suffit pas, pour expliquer ces changements dans l'humeur d'un malade, d'y voir la conséquence logique du sentiment de son incurabilité. Il ne manque pas de sujets ayant plus ou moins conscience de leur état, qui ne tournent pas ainsi à l'hypocondrie et même gardent encore des lueurs d'espérance. Des médecins eux-mêmes s'illusionnent et je citerai l'exemple des tabétiques et des médullaires en général, pour ne pas chercher hors de la neurologie. Ces malades ont aussi bien conscience de leur incurabilité que les Parkinsonniens ; ils ont en outre des épisodes douloureux infiniment pénibles ; or non seulement le suicide est rare parmi eux, mais encore c'est une constatation curieuse que celle de la gaieté et de l'insouciance avec laquelle, chez leur médecin, dans leurs villes d'eaux, ils s'entretiennent de leur mal, de leur traitement, du nombre et de l'intensité de leurs crises.

Sont-ce donc les Tabétiques qui sont des normaux mais plus courageux ? ou leur gaité est-elle pathologique et s'appelle-t-elle euphorie ? Les deux hypothèses sont soutenables; mais pour en revenir aux Parkinsonniens, j'incline à croire que les modifications signalées sont trop fréquentes, trop constantes, trop permanentes pour juger intact un tel caractère. Quand je vois un malade perpétuellement irascible par exemple, je me souviens que l'irascibilité comporte une inactivité relative des éléments psychiques supérieurs (Herbert Spencer) et, vraiment, je ne puis étiqueter normal, un psychisme dont les éléments supérieurs fonctionnent insuffisamment et cela, d'une façon permanente.

B. *Les formes.* — Il nous faut maintenant examiner les formes différentes qu'empruntent les troubles de l'état mental chez les malades qui nous occupent.

Mais d'abord remarquons que sinon dans la majorité des cas, du moins aux premiers stades de leur évolution, il faut se garder de confondre avec des troubles intellectuels, les attitudes classiques du Parkinsonnien. S'il parle peu ou agit peu et comme à regret ; s'il a l'aspect indifférent et la physionomie figée, en revanche rien ne lui échappe autour de lui et la mémoire est bonne fort longtemps. Le masque fakirien cache donc chez lui une intelligence moins atteinte qu'elle ne le paraît.

Cependant, peu à peu, cette paradoxale situation va changer et les premières atteintes se manifesteront, en général, dans l'humeur du malade. Ces sujets sont des Tristes. L'irritabilité se développe et le caractère devient difficile. L'entourage subit alors les conséquences de ces modifications dans les manières d'être d'un malade éternellement morose, exigeant, ne faisant preuve d'existence que pour commander despotiquement ou pour se lamenter inconsolablement. Cette irritabilité peut, d'ailleurs, être l'unique trouble observé (Observ. de Nicol, de Boucher, etc.)

D'autres seront plus silencieux mais leur apparente résignation est au moins aussi douloureuse et pénible pour l'impuissance de leur famille. D'ailleurs, chez tous, ces manifestations mélancoliques revêtent un cachet particulier qui vient non pas du thème de leurs plaintes ou des circonstances qui les entourent, mais de l'impassibilité du malade qui les débite sur un ton monotone, sans émotion apparente dans la voix ou dans le visage.

L'irritabilité peut se manifester sous une forme qui a été très curieusement nommée par Brissaud : le malade ne peut rester en place ; il faut à toute minute le changer de position .: il a des « impatiences musculaires ».

L'hyperémotivité constitue un deuxième trait de l'ensemble symptomatique qui nous intéresse. Il s'agit d'une émotivité qui est déjà naturelle au malade et s'exagère ou bien qui apparaît de toutes pièces, plus ou moins coercible et qui peut aller jusqu'aux crises de rire et de pleurer spasmodiques des « pseudo-bulbaires » (Brissaud). Là encore, il n'y a aucun rapport entre la futilité de la cause et l'intensité de la réaction. D'ailleurs Brissaud (Leçons sur les maladies nerveuses 1895, p. 486, Brissaud et Souques, in article : *Paralysie pseudo-bulbaire*, du Traité de médecine Charcot Bouchard, X, 439-1905), a fait remarquer que les Parkinsonniens et les pseudo-bulbaires ne manquent pas de traits cliniques analogues, tels, par exemple, que la démarche à petits pas, l'attitude soudée et penchée en avant, la monotonie de la parole, la fixité du regard atone et la plupart des troubles psychiques élémentaires ou psychosiques. Ces analogies sont assez suggestives pour qu'on s'en souvienne en interrogeant les liens de la Paralysie agitante et de ces troubles intellectuels.

Avec l'hyperémotivité, symptôme à pathogénie actuellement encore indécise, nous touchons aux signes qui traduisent les lésions des facultés plus particulièrement constitutives de l'intelligence, mémoire et idéation surtout.

La mémoire, ici comme dans tous les cas de désagrégation psychique lente, est la première faculté touchée et encore restet-elle bonne, fort longtemps, n'étant véritablement troublée, en général, qu'à la période ultime de la maladie.

Il s'agit d'abord d'une dysmnésie, parfois aussi d'une amnésie de fixation : la mémoire devient infidèle ou est incapable de retenir, de fixer des faits nouveaux. Bientôt l'amnésie devient, de plus, rétrograde et présente alors les diverses modalités qui lui sont ordinaires, mais atteint surtout les idées et les termes scientifiques ou professionnels ; seules sont épargnées les acquisitions du jeune âge. Bref, il s'agit d'une amnésie primitivement antérograde, et qui finalement est devenue rétro-antérograde.

Là encore, il y a lieu de remarquer qu'aucun caractère spécifique, aucun mécanisme personnel n'impriment à ces troubles de mémoire la signature de la Paralysie agitante ; tous se retrouvent dans la plupart des psychoses toxiques ; de même l'ordre dans lequel s'effacent ici les souvenirs est l'ordre normal suivi dans la sénilité, par exemple (loi de régression, de Ribot).

La marche progressive de ces troubles fait supposer un substratum physique et non une cause « sine materia » ainsi que l'entraînerait la définition actuelle des psycho-névroses. D'autre part, les caractères des troubles mnésiques ordinaires à la maladie de Parkinson (amnésie, amnésie de fixation, antérograde), laissent croire à des lésions organiques corticales, car les troubles de qualité et de quantité circulatoires, donc purement fonctionnels, entraînent surtout de l'hypermnésie et de l'amnésie de reproduction et non pas de fixation. (*Cf.* délirés infectieux fébriles, toxiques, émotions intenses).

Ajoutons enfin l'identité des troubles signalés dans la Paralysie agitante et dans les psychoses séniles comme dans les intoxications chroniques exo- ou endogènes, et nous conclurons que la plus grande réserve nous est imposée après la constatation même de ces symptômes pour affirmer et apprécier le degré d'union de la maladie de Parkinson et des troubles psychiques rencontrés au cours de son évolution.

Tous les degrés s'observent dans les troubles de l'idéation. L'effort est devenu moins facile, l'attention moins soutenue, de même que moins forte est l'influence de la volonté. Les idées sont lentes à se former comme à se combiner. Bien qu'en pleine lucidité et en pleine conscience, écrit Régis, les malades sont incapables du moindre travail mental, de la moindre concentration d'esprit, de la moindre réflexion.

En grandissant, cette difficulté de fonctionnement intellectuel atteint la torpeur, la somnolence, comme dans la sénilité et entraîne l'inaction absolue du malade. On dirait qu' « un poids invisible écrase l'intelligence et ralentisse à la fois les perceptions, les mouvements et les idées » (Ball). Et par analogie avec l'attitude soudée du Parkinsonnien, Brissaud, transportant cette image dans le domaine psychique, a appelé « soudure intellectuelle » cet alourdissement mental.

Mais l'état pathologique peut s'aggraver encore. En effet, jusqu'ici nous n'avons encore considéré que des diminutions minimes du fonctionnement des facultés intellectuelles, mais on peut observer davantage et trouver de la simple obtusion comme de la démence complètement installée.

C'est d'ailleurs cet amoindrissement des facultés intellectuelles qui a été signalé le plus souvent et le plus anciennement parmi les troubles psychiques des Parkinsonniens.

Ajoutons aussi des troubles du sommeil où se mélangent l'activité onirique et des épisodes hallucinatoires nocturnes, mais nous touchons là aux symptômes franchement vésaniques, franchement morbides et que nous allons trouver dans le deuxième groupe de la description de Régis. Mais je ne puis m'empêcher de remarquer, en finissant, encore une fois, combien me semble peu satisfaisante, après la lecture de ces troubles de l'état mental, l'opinion de ceux qui n'y veulent voir que « la conséquence naturelle et en quelque sorte légitime d'une infériorité pénible et cruellement méditée ». Je préfère croire qu'une si permanente morosité vient du fait d'une maladie plutôt que du fait de la conscience de cette maladie.

Étude psycho-pathologique. Les Tests. — Tous les troubles de l'état mental que nous venons de passer en revue sont signalés assez succinctement chez beaucoup d'auteurs, comme on pourra s'en rendre compte à la lecture des observations qui les contiennent. Il ne peut en être autrement car leur notation a été jusqu'ici le résultat de simples impressions ; seuls les troubles psychosiques ont été plus longuement décrits. Mais il nous semble cependant que la simple impression est un moyen de recherche et d'appréciation de l'état intellectuel, sans doute commode mais à coup sûr ni précis ni scientifique. Il peut certes constater avec justesse, mais il ne démontre pas.

Il a donc paru intéressant de chercher à aller un peu plus loin, dans la mesure où nous servaient les circonstances et nos connaissances. Dans le cas que nous avons observé à l'asile, nous avons cherché à pratiquer un examen psychopathologique de notre malade et nous regrettons vivement que les circonstances ne nous aient pas permis de multiplier le nombre de nos observations, pour asseoir ainsi nos conclusions sur une base plus forte. Nous avons dû borner notre ambition.

D'ailleurs les difficultés techniques de l'examen psycho-pathologique ne permettent actuellement que la pure et simple affirmation de l'état démentiel mais non de résultats quantitatifs : degré, variété, origine, etc. Il n'est que juste de signaler les services que nous devons pour cette étude aux fils directeurs qui nous ont été fournis par la lecture du livre de A. Marie, sur « la Démence » (1906). Nous avons même tenu à emprunter le texte des tests que nous avons dû employer, pour faciliter la comparaison par l'identité des épreuves.

Voici d'ailleurs le détail de cet examen. Les réponses sont transcrites textuellement.

1° Questions relatives à la personne

Votre âge ?	*59 ans. le 10 mars.*
Lieu de naissance ?	*A V*** commune de M** (Charente).*

Dernier domicile ?	*Toujours là, à V****
État civil, marié ou non.	*Oui.*
Le nom de sa femme.	*Françoise.*
Salaire ?	*Ça changeait, je ne peux pas vous dire.*
Profession ?	*Propriétaire, je cultivais ma terre.*

2° Questions de lieu ?

D'où vient-il ?	*De V****
Qu'est-ce que Paris ?	*La capitale de la France.*
Où est-il ?	*A l'asile de Breuty.*
La France est-elle en Europe ?	*Oui.*
Qu'est-ce que Berlin ?	*La capitale de la Prusse.*
Qu'est-ce qu'une île ?	*Une île, c'est renfermé entre les eaux.*
La France est-elle une île ?	*Oh ! elle ne doit pas être renfermée entre les eaux, la France.*

3° Questions de temps

Jour ?	*Lundi.*
Quantième et mois ?	*1er juin.*
Année ?	*1908.*
Date de la dernière exposition ?	*Je ne sais pas, ici, on n'a pas les journaux.*
Date de la dernière guerre.	*1870 j'y étais.*

4° *Opérations arithmétiques simples.*

Les calculs écrits n'ont pu être exécutés, car il n'y voit plus suffisamment. Il calcule son âge par soustraction. Il rend la monnaie sans erreur.

5° Il n'y a pas d'émotivité exagérée et, au contraire, serait plutôt indifférent : des affaires d'intérêt se sont déroulées avec sa famille. Il s'en occupait certainement mais, sans y apporter le minutieux entêtement, fréquent chez les gens de la campagne. Cependant il jugeait sainement ; il se rendait compte parfaitement que tout ne s'était pas réglé au mieux de ses intérêts, et que ses parents dont l'attitude avait été jusque-là indifférente, ne l'avaient réclamé que du jour où ils avaient su que la situation du malheureux n'était pas nulle.

Pour continuer l'examen des facultés, attention, jugement, mémoire, nous avons eu recours aux épreuves suivantes :

1º Reconnaissance des objets usuels et étude du sens stéréognostique.

L'épreuve est très satisfaisante et il reconnaît, dans les deux cas, les objets présentés. (Mémoire de reproduction).

2º Il se souvient du numéro matricule de son fusil en 1870.

3º Conservation des connaissances professionnelles et du patois.

Le malade dit avoir parfaitement conservé l'un et l'autre. Il récite des prières, des chansons en patois, mais pour la vérification du premier point, c'est assez difficile.

(Mémoire de fixation).

Mémoire des phrases. Je lui lis trois fois la phrase d'épreuve, car l'état de sa vue ne lui permet pas de le faire lui-même : « Les deux petites, sautant dans les fossés, explorant avec attention les endroits ombragés, commencèrent leur cueillette. » Examiné trois fois, voici les résultats.

— Les deux petites, sautant dans les fossés, avec attention, commencèrent leur cueillette.

— Les deux petites sautant dans les endroits ombragés, sautant dans les fossés commencèrent leur cueillette.

— Les deux petites, sautant avec attention dans les endroits ombragés, dans les fossés, commencèrent leur cueillette.

Mémoire des chiffres.

On lui lit :	Il retient :
4.830	4.830
60.935	60.935
34.782	34.782
287.601	287.601 (2e fois)
730.698	7...... (3e fois)
429.680	4.9 6.0

Syllogisme et calculs des bénéfices.

Ces épreuves sont satisfaisantes : il conclut avec justesse le syllogisme : un métal est dur, le fer est un métal, donc le fer est dur. De même il exécute la règle de trois : cent crayons valent cent sous ; que valent trente crayons ?

— Reprenons donc maintenant ces différentes épreuves pour en tirer des conclusions. Nous constatons que notre malade répond correctement aux questions relatives à la personne, au lieu, au temps, et exécute les opérations simples. Il n'y a pas d'hyperémotivité mais plutôt de l'indifférence émotionnelle légère. Le jugement est sain, comme le prouvent les épreuves du syllogisme, de la règle de trois et son appréciation de sa position actuelle.

La mémoire présente des troubles. S'il reconnait les objets usuels, s'il a conservé ses connaissances professionnelles, le patois, en revanche la mémoire de fixation est faible et s'épuise rapidement, comme le prouve l'examen de la mémoire des phrases et en particulier, celui de la mémoire des chiffres. Ces épreuves prouvent aussi la diminution de possibilité d'un effort fructueux, bref des lésions de l'attention.

En résumé, notre malade a de l'amnésie de fixation, de la diminution de l'attention et de l'indifférence émotionnelle légère. A cela seulement se bornent les troubles actuels de son état mental. Les manifestations psychosiques qui l'amenèrent à l'asile se sont éteintes par oscillations. Ce n'est pas, nous semble-t-il, un cas favorable à la théorie qui lie les troubles psychiques à la maladie de Parkinson.

II. — Les Psychoses

A. *Fréquence*. —Et d'abord sont-elles fréquentes, vraiment ?
Il est assez difficile de se rendre compte de cette fréquence
aussi bien d'ailleurs de celle des troubles de l'état mental que
de celle des Psychopathies vraies. Nous n'avons d'ailleurs
trouvé aucune tentative de cette appréciation chez les auteurs
qui nous ont précédé dans cette étude. Malgré l'imperfection
consciente de nos moyens d'investigation, nous avons cherché
à nous faire une idée et nous avons collationné les observations
personnelles de quelques thèses sur la maladie de Parkinson
puis compté celles où étaient signalés des troubles psychiques.
Ces thèses étant faites sur l'étude générale de cette affection,
offraient ainsi un degré d'impartialité de plus que celles
exclusivement aux troubles psychiques.

Cette statistique résumant les matériaux fournis par les
observations personnelles ou inédites de Lacoste, Carrayrou, Lamarche, Béchet, Gilli, Boucher de la Ville-Jassy,
Alquier, porte sur 58 cas de maladie de Parkinson décomposés
en 37 hommes et 21 femmes. Sur ce total, 43 cas c'est-à-dire
75 0/0, dont 27 hommes et 16 femmes offrent une intégrité absolue de l'intelligence, non pas déduite de l'absence de renseignements sur ces troubles possibles, mais pour la plupart
confirmée en termes exprès. Dans 8 cas, il y a de simples
altérations d'humeur ; dans 7 autres cas sont notés des troubles
plus graves, affaiblissement de la mémoire, etc.

Mais la déchéance intellectuelle complète n'est rencontrée
qu'une fois, de même que les idées de suicide sur ces 58. Parkinsonniens. Les psychopathies vraies semblent donc peu
communes. Le nombre des observations isolées est d'ailleurs
peu considérable. D'ailleurs pour ajouter encore une source de
renseignements, nous avons recherché si les Parkinsonniens
étaient fréquents dans les asiles. On n'est guère obligé d'en-
fermer les Parkinsonniens, dit Brissaud (1890). Nos résultats
confirment cette opinion. A l'asile de Breuty-la-Couronne

(Charente) sur un total de 5.000 malades, qui sont entrés depuis une quarantaine d'années d'existence, nous n'avons rouvé qu'un seul cas.

B. *Les formes*. — Nous connaissons l'existence, fréquente même, de modifications dépressives du caractère chez le Parkinsonnien : chez certains sujets, ces perturbations iront jusqu'à la concentration pénible, douloureuse de l'esprit méditant sur un petit nombre ce pensées tristes, sans cesse remuées, sans révolte, interminablement.

Puis des idées délirantes se manifestent, assez actives parfois pour entraîner des réactions de la part du malade. Ce sont des idées à type dépressif : ruine, culpabilité, malheur, craintes hypocondriaques, mais plus particulièrement, me semble-t-il, des idées de persécution, vaguement systématisées parfois, comme dans la Démence sénile, d'ailleurs. Des malades ont même été poussés au suicide, pour échapper à leurs persécuteurs (Ball).

Charcot, plus tard Régis ont insisté sur l'inertie apparente du malade et la fréquence du curieux contraste amené par l'impassibilité fakirienne du visage avec la couleur des idées délirantes des Parkinsonniens.

Les troubles de la sensibilité générale ont été signalés dans certains cas. Des malades se plaignent qu'on déchire leurs muscles en tirant des milliers de fils cachés à l'intérieur de ces muscles, — que leur corps est enflé (Charcot), ou bien ressentent des brûlures internes (Ringrose Atkins), des brûlures dans les membres inférieurs (Ball). D'autres encore s'imaginent que leurs bras sont « rapetissés, » ou qu'ils marchent sur du sel (Claveleira). D'autres cas de maladie de Parkinson, avec troubles de la sensibilité générale sont encore signalés dans la thèse de Gilli (Thèse de Paris, juillet 1900), de Boucher de la Ville Jassy (Thèse de Paris, 1903).

Il y a des hallucinations de l'ouïe, mais surtout de la vue. Ce sont des injures, des menaces de la part d'ennemis apparaissant autour du lit des malades : ces hallucinations peuvent n'être que nocturnes (Ball.

Je n'ai pas vu mentionner la sitiophobie, mais assez fréquente est la tendance ou impulsion au suicide, et relativement fréquents aussi les cas où il y a passage à l'exécution soit définitive, soit partielle (Ball, Ringrose Atkins, Béchet, etc.), les actes sont provoqués, en général, par des idées de persécution, par les hallucinations : ce sont des moyens de défense. Ce n'est pas par amour du néant, par dégoût de la vie, comme le pur lypemaniaque ; ces idées de suicide seraient à rapprocher davantage de celles du neurasthénique que de celles du mélancolique typique.

Somme toute, on voit se dessiner l'esquisse, assez poussée même, du syndrome mélancolique. C'est d'ailleurs ce complexus symptomatique qui a été regardé comme la plus caractéristique des psychoses des Parkinsonniens, et, dans son mémoire de 1882, Ball dit expressément que la forme que revêtent les perturbations psychiques de la Paralysie agitante est toujours dépressive. « Le plus souvent, ajoute-t-il, il s'agit d'une lypémanie accompagnée d'impulsions au suicide et d'hallucinations multiples », bien que « dans quelques cas, prédomine un état de démence et de demi-stupeur ». Ces conclusions ont été généralement confirmées par les auteurs qui ont suivi.

Cependant il se rencontre des observations, rares à la vérité, où sont signalés soit de l'excitation maniaque, soit de simples épisodes d'agitation, (Ball, etc.) On a même noté un cas de folie circulaire chez un sujet atteint de paralysie agitante (Huggard, 1881).

Aussi fréquente au moins que le syndrome lypemaniaque est l'état démentiel. Il s'agit d'une démence plus ou moins complète qui peut être soit l'aboutissant du syndrome mélancolique sus-décrit, soit le complément de la progressive diminution des facultés individuelles, sans autre symptôme vésanique, la manière d'une caducité précoce.

Nous retrouverons ici les troubles de la mémoire (amnésie

rétro-antérograde. — de fixation), les troubles de la volonté et de l'attention qui donnent sa physionomie amoindrie et puérile au psychisme de ces malades. Nous retrouverons la facile obéissance aux instincts, à l'égoïsme grandissant, le rabâchage inconscient et incohérent, la lenteur des associations d'idées et du jugement, d'ailleurs moins sainement porté, les crises de rires et de pleurs spasmodiques, le ptyalisme, etc., bref, un tableau clinique déjà vu dans les périodes terminales de l'évolution chronique des toxi-infections, que rien ne colore ici de façon typique, reconnaissable.

Nous arrivons maintenant à l'indication d'épisodes qui semblent à Régis, être « les plus significatifs » de la maladie de Parkinson, je veux parler des états confusionnels. Leurs symptômes ont été signalés de-ci de-là, soit isolément soit groupés, mais leur valeur n'a été reconnue que depuis ces dernières années et ne pouvait d'ailleurs l'être que maintenant où nous connaissons leur genèse. On peut les déceler rétrospectivement chez quelques auteurs (Luys, Ball 1882, Parant. 1883, Roger, 1885, Bechet, 1892, J. A. Peeters) mais la confusion mentale avec délire onirique n'est véritablement et nettement observée que dans les observations de John Punton, (1903) et dans la thèse de Collomb (Bordeaux 1905).

C. — Caractères particuliers des psychoses et modifications qu'elles apportent aux symptômes physiques des Parkinsonniens.

Il résulte de l'exposé des formes psychopathiques qui peuvent se rencontrer au cours de la paralysie agitante, que rien n'y est caractéristique de cette affection. Nous ne rencontrons ici, en effet, aucun symptôme qui y soit spécialement, uniquement observé.

Ce n'est pas davantage dans le groupement que nous trouverons la signature de l'affection causale. Nous avons vu plus haut, en effet, que l'on a déjà comparé l'ensemble symptomatique que nous venons de décrire à celui des pseudo-bulbaires,

(Brissaud), et à celui, en général, des lacunaires, des séniles, des cérébro-scléreux en un mot. Plus loin, nous verrons que la description de troubles psychiques de la maladie de Parkinson peut se calquer sur celle de l'artério-sclérose cérébrale.

Ball a conclu des cas observés par lui un caractère commun à ces troubles (1882) nié par Parant mais signalé par deux observations de Roger, un cas de John Punton, un cas de Collomb : c'est l'intermittence de ces troubles qui paraissent s'aggraver parallèlement aux troubles de la motilité et se calmer lorsque survient, au point de vue tremblement, une période de rémission.

Cette marche paroxystique n'est donc pas généralement signalée et dans le cas particulier que nous avons observé, ce parallélisme n'existait pas. D'ailleurs le même caractère a été signalé dans les troubles de l'artério-sclérose cérébrale (A. Léri, 1906).

Un symptôme plus caractéristique me semblerait être dans la dissociation signalée par Charcot entre la physionomie figée et l'activité mentale persistante, mais c'est là bien peu de chose néanmoins, comme caractéristique d'une maladie.

Il ne faut d'ailleurs pas chercher davantage de modifications apportées aux symptômes physiques par la survenue des psychoses chez les Parkinsonniens. Et par exemple, dans notre cas personnel, la maladie de Parkinson et les troubles psychosiques ont débuté en même temps. Mais les symptômes physiques sont si loin de s'amender qu'à l'heure actuelle, le malade peut à peine s'habiller lui-même ; or, les troubles psychosiques sont guéris et seuls subsistent de l'amnésie de fixation avec conservation des souvenirs anciens et professionnels, de la diminution de l'attention, et une légère indifférence émotionnelle. Il y a donc là un indéniable affaissement intellectuel, mais non un état démentiel, et il n'y a là rien de spécial non plus. Notre malade est âgé de 59 ans, il est artério-scléreux et ces deux raisons suffisent à expliquer les troubles de l'état mental que nous avons observés, aussi bien, ce nous semble, que si nous les rattachions à la maladie de Parkinson elle-même.

RAPPORTS DE LA MALADIE DE PARKINSON ET DES TROUBLES
CÉRÉBRAUX DES PARKINSONNIENS

Nous avons examiné la première des questions qui se po-
saient dans notre sujet : voici donc constatés et décrits les
troubles intellectuels et mentaux des Parkinsonniens ou, pour ne
rien préjuger encore, rencontrés chez des Parkinsonniens. Il
reste à aborder maintenant, avec la seconde question, le point le
plus intéressant de leur étude : déterminer ou du moins tenter de déterminer s'il y a simple coïncidence ou bien directe
relation de causalité entre ces divers troubles et la maladie
de Parkinson ?

Au cours de notre exposé historique, nous avons vu que la
question a été diversement résolue, les uns affirmant être en
présence de phénomènes surajoutés, d'origine étrangère (Charcot, Dutil, Weygandt, Compin, etc.) ; les autres, au contraire
attribuant à ces troubles, la valeur de symptômes. (Parant,
Régis, Collomb, etc.) Collomb, qui est l'auteur ayant, à ma
connaissance, le plus récemment colligé les opinions parues
jusqu'à ce jour, voit la preuve d'un lien entre la névrose et
les troubles signalés, dans l'ensemble des constatations suivantes : absence d'hérédité, absence d'intoxications alcoolique
ou tabagique, apparition des troubles intellectuels toujours
postérieure à l'apparition de la Paralysie agitante, enfin, parallélisme entre l'amélioration des troubles mentaux et ceux
de la motilité.

Quelle est la valeur respective de ces différents arguments?
A notre avis, l'absence de l'hérédité est une constatation assez
imprécise : car s'il est vrai que l'hérédité similaire soit excep-
tionnelle, je ne pense pas que Collomb ait cependant voulu
dire que toute tare héréditaire à possible action cérébrale était
absente. Il est banal, au contraire, de rencontrer l'arthritisme
et l'alcoolisme par exemple, chez les parents.

L'absence d'intoxications alcoolique ou tabagique est aussi

discutable comme réalité et d'ailleurs aussi comme importance, tant sa fréquence la rend banale. De mince valeur encore est le fait de la postériorité de l'apparition des troubles psychiques sur celle de la Paralysie agitante, si, comme nous le verrons tout à l'heure, on les rattache à une autre étiologie, l'artério-sclérose cérébrale par exemple, dont l'apparition est en effet ordinairement plus tardive que celle de la maladie de Parkinson.

Le plus considérable de ces arguments me semble être celui du parallélisme entre l'évolution des troubles mentaux et des troubles de la motilité, eux, caractéristiques de la Paralysie agitante. Mais encore, comme nous l'avons signalé déjà plus haut, ce parallélisme n'est pas unanimement admis et s'appuie sur un trop petit nombre de faits pour imposer une conclusion. Mais cette uniformité d'évolution fût-elle prouvée, que la valeur n'en serait pas absolue, car elle a été constatée au cours d'autres affections où se retrouvent d'ailleurs des éléments communs à la maladie de Parkinson et à ces affections, l'artériosclérose, l'auto-intoxication. Somme toute, l'examen de ces arguments ne nous imposera pas de considérer les troubles intellectuels constatés comme nécessairement secondaires à la maladie de Parkinson.

Il semblerait à priori que nous dussions espérer davantage de la pathogénie de la maladie de Parkinson : mais ses propres données sont trop incertaines pour tenter d'en déduire de solides affirmations. Est-ce une névrose, ou une maladie organique, à localisation variable suivant les auteurs, une dystrophie par lésions de glandes vasculaires sanguines ? L'incertitude demeure encore profonde. Néanmoins l'entrée en ligne des nouvelles données qui viennent compliquer le problème a, comme premier résultat, de nous permettre l'emploi des remarques suivantes basées sur les tendances actuelles de la science. Constatons donc que, dans l'état actuel de nos connaissances, la maladie de Parkinson est encore rangée nosologiquement, dans le groupe des Névroses, c'est-à-dire des affections « sine materia » comme on disait autrefois, des af-

fections sans lésions connues, dit-on plus prudemment aujour-
d'hui. Rattacher les phénomènes psychiques qui nous ont
occupé jusqu'ici, à cette affection, c'est conclure que, lorsque
s'est produit l'affaiblissement intellectuel que signalent en fin
d'évolution, la presque unanimité des observations, c'est que
nous avons affaire à une Démence névrosique. Plus ou moins
tardive, plus ou moins complète, elle n'en n'est pas moins
légitimement étiquetée : démence névrosique. Or il faut remarquer que la démence possède aujourd'hui une anatomie
pathologique assez poussée pour qu'on se rende compte qu'il
est nécessaire d'observer un substratum organique particulier
pour conclure à une démence. Là encore les Névroses joui-
raient d'un traitement de faveur et par une mystérieuse influence, donneraient les mêmes symptômes que chez d'autres
sujets, des lésions palpables déterminées.

Mais la tendance scientifique actuelle porte à la suppression
de ce cadre nosologique déjà passablement démembré. Raymond, par exemple, supprime de leur nombre, en outre de la
maladie de Parkinson, le Goitre exophtalmique, l'Epilepsie et
la Chorée. Le nombre des lésions observées au cours de ces
affections, leurs symptômes fixes, caractéristiques, spécifiques,
la marche progressive de leur évolution sont autant de traits
évidemment incompatibles avec l'absence de lésions organiques : il est impossible qu'il s'agisse d'affections « sine materia » comme l'exigerait la définition des névroses.

Donc les phénomènes psychiques constatés au cours de la
maladie de Parkinson comme des autres névroses susceptibles
d'entraîner la démence, ne peuvent avoir une pathogénie mystérieuse dans ces cas, lumineuse dans d'autres, la sénilité, la
Paralysie générale par exemple.

Si la pathogénie de la Paralysie agitante n'a pu nous rensei-
gner, des notions de pathologie générale nous serviront-elles
davantage ? Puisque l'hypothèse d'une Démence névrosique ne
peut nous satisfaire dans l'état actuel de la science qui cherche
à lier tout symptôme à des lésions organiques, il importe de
rechercher par conséquent si des lésions organiques connues

n'entraînent pas des symptômes relatés dans la maladie de Parkinson.

Cherchons à mettre de l'ordre dans la foule des troubles dont nous parlons. On peut les ranger en deux groupes, l'un comprenant les symptômes de lente désagrégation de l'intelligence, l'autre composé de phénomènes aigus accidentels. Or, il est impossible de ne pas être frappé de la ressemblance de ces tableaux cliniques avec ceux présentés par l'artério-sclérose à prédominance cérébrale avec ou sans poussées d'auto-intoxication. Est-ce de l'imprudence que de conclure de l'identité des effets à l'identité des causes ? Car il nous faudrait, ayant vu que la maladie de Parkinson ne donnait aucune caractéristique à ces symptômes, mais en revanche ayant constaté leur ressemblance avec les expressions cliniques de causes connues, il nous faudrait, dis-je, arriver à cette curieuse constatation de voir aboutir à des symptômes identiques une maladie sans lésions et des affections à lésions connues.

Or, considérons d'abord rapidement le tableau de l'artério-sclérose cérébrale en nous guidant sur les descriptions récentes. (Alzheimer, Régis 1906, Léri 1906, Congrès de Lille).

Dans la « forme légère » (Alzheimer) défilent la céphalée, la somnolence diurne et l'insomnie nocturne, l'hyperémotivité, la tristesse, l'irritabilité, l'adynamie ou apathie psychiques.

Dans la forme grave (d'Alzheimer, cérébro-sclérose de Grasset) nous trouvons les mêmes phénomènes et, en plus, l'apathie allant jusqu'à la stupeur, la démence et enfin des manifestations psychosiques plus ou moins aigues, telles que confusion mentale hallucinatoire, accès mélancoliques anxieux ou délirants avec tendance au suicide, se rattachant à la mélancolie présénile, délire onirique hallucinatoire, etc. Enfin Léri signale leur caractère paroxystique ou intermittent.

Or, comparons maintenant au relevé des troubles décrits plus haut : tristesse, irritabilité, hyperémotivité, adynamie ou apathie psychiques ; troubles démentiels (mémoire, idéation) troubles du sommeil. Dans un groupe plus grave, se rassemblent l'apathie, la stupeur, la démence et comme dans le précédent, des manifestations psychosiques de même ordre, syndrome mélancolique anxieux ou non, délirant avec ou sans tendance au suicide, confusion mentale, hallucinatoire avec onirisme.

On peut voir que les points communs sont fort nombreux. Constatons d'ailleurs que tous ces troubles sont aussi ceux des Psycho-névroses ordinaires. (mal. de Graves, etc.) , ceux des Cardiopathies) etc , bref, qu'ils se rencontrent toutes les fois que l'artério-sclérose existe seule ou associée. C'est encore elle qui établit les nombreux points de contact entre la sénilité et les Névroses susceptibles d'entraîner la démence.

Une autre remarque s'impose. Nous avons affaire à de l'artério-sclérose à prédominance cérébrale, mais aussi les localisations scléreuses peuvent se généraliser aux organes de défense, reins, foie. Il en résulte des défaillances dans la protection de l'organisme et c'est là l'explication plausible des accidentelles poussées d'auto-intoxication. Celles-ci se traduiront au point de vue cérébral par de la confusion mentale avec ses ordinaires symptômes oniriques, hallucinatoires, etc., mais, en dernière analyse, il s'agira encore d'artério-sclérose.

Il me semble pourtant que des cas de maladie de Parkinson avec semblable généralisation scléreuse, doivent avoir une évolution plus sévère ou du moins différente de ceux dont les lésions sont plus exclusivement cérébrales. En effet, la poussée de confusion mentale étant fonction de l'insuffisance de la défense, ne peut guérir définitivement puisque la sclérose des organes protecteurs ne fera que croître et non disparaître. Je rattacherai donc volontiers la démence qui surviendra dans de telles conditions, au groupe des Démences de confusion mentale chronique, décrits par Régis et Laurès. Ces auteurs ont fait remarquer que la démence de la Confusion mentale qui passe à la chronicité, conserve certains traits qui rappellent son origine confusionnelle. Or, c'est ici le cas pour certaines observations, où sont relatés en groupe ou isolément, les symptômes caractéristiques, troubles mnésiques, onirisme, stupeur, hallucinations, etc.

Ces conclusions toutefois confirment l'hypothèse première : il ne s'agit pas d'une Démence névrosique mais d'une Démence toxi-infectieuse, d'origine artério-scléreuse. Ce rôle de l'artério-sclérose a d'ailleurs été reconnu déjà mais avec des degrés variables. Weygandt (1904) pense que les troubles psychiques comme l'affection elle-même, reposent sur les lésions athéro-mateuses constatées. Régis, Collomb, (1905) admettent un rôle possible, mais réservent à la névrose le rôle principal. Plus encore, l'artério-sclérose est l'explication de la maladie de Parkinson toute entière par lésions artério-scléreuses d'un centre mésencéphalique d'équilibre, (G. Maillard, thèse Paris, 1907). C'est, ce nous semble-t-il, généraliser trop vite ; le syndrome de Parkinson a été constaté à des âges où l'artério-sclérose n'intervient pas, bien qu'on tente de la rajeunir, et où les autres facteurs sclérogènes ont d'autres manifestations.

Observation I

Homme, 53 ans, atteint depuis 5 ans de Paralysie agitante. Le
malade est d'un tempérament émotif ; il pleure facilement et la
tendance générale de son caractère le porte à la tristesse : mais
il existe des désordres psychiques bien plus nettement accentués.
Depuis six mois, il entend des voix ; on l'insulte, on le menace, .
on lui adresse en même temps, des injures, il aperçoit des ennemis qui viennent entourer son lit et mettre sa vie en danger, il
s'agite alors violemment et cherche à s'échapper. Ces accidents
ne se produisent que la nuit. Dès que le jour paraît, ses persécuteurs s'effacent et il ne lui reste plus que le souvenir de ses ter-
reurs nocturnes. Il conserve un vague souvenir des paroles qui
lui ont été adressées, mais ne peut pas les répéter avec précision.
Il demeure absolument convaincu de la réalité de ses hallucinations et plus d'une fois, sous l'empire de cette obsession, il a
essayé de se suicider. La mémoire est considérablement affaiblie
et les facultés intellectuelles sont alourdies.

1er mars 1892. — Amélioration générale, après un traitement
par l'hyosciamine combinée à l'atropine (1 mgr. par jour) : les
hallucinations nocturnes se sont évanouies. Le malade est moins
triste et ne parle plus de ses persécuteurs maginaires.

Ball, Encéphale, 1882.

Observation II

Homme, 34 ans, atteint depuis 1878 de Paralysie agitante. Les
troubles psychiques sont apparus pour la première fois environ
dix-huit mois après.

A l'état de santé, il était gai, actif, agile, mais par une sorte d'en-
vahissement progressif, il a vu ses facultés s'engourdir : il devint
indifférent, apathique, paresseux ; il avait perdu le goût du travail et ne prenait plus aucun plaisir aux exercices physiques qui
l'intéressaient vivement autrefois. Sa mémoire s'affaiblissait ;

trois mois avant d'entrer dans la salle (18 janv. 1881), il n'était plus bon à rien.

A son entrée, sans offrir la moindre paralysie et le moindre tremblement de la langue et des lèvres, le malade parle avec lenteur et difficulté. De temps en temps, il semble atteint d'aphasie et ne trouve plus ses mots. Il s'exprime, cependant, avec plus de facilité en italien, sa langue maternelle, qu'en français.

La mémoire et le jugement sont affaiblis. Le travail de la pensée est lent et difficile et l'on ne peut s'empêcher d'établir un rapprochement entre l'asphyxie des extrémités et l'état probable de la circulation cérébrale. Un poids invisible semble écraser l'intelligence et ralentir à la fois les perceptions, les mouvements et les idées.

L'état de démence a fait des progrès incessants et le 14 février 1881 le malade est parti pour son pays natal.

Ball. Encéphale, 1882.

Observation III

Chez une dame âgée, depuis 10 ans atteinte de Paralysie agitante j'ai constaté pendant les trois dernières années de la vie, des troubles manifestes de l'intelligence. Pendant des heures entières elle se livrait à de longs monologues sans suite et sans raison, mais de temps en temps, des accès d'agitation venaient trancher sur le fond monotone du délire et la malade, toujours irritable, présentait le caractère de l'excitation maniaque ; les crises persistaient pendant 2 ou 3 jours avant de se calmer puis la malade retombait dans son état ordinaire. Elle mourut dans un état comateux, après une longue période d'agitation. L'autopsie n'a pas eu lieu.

Ball. Encéphale, 1882.

Observation IV

Homme, 17 ans, Idiotie, avec tremblements, mais chez qui semble discutable le diagnostic de maladie de Parkinson.

Dr Ireland. (Ball. Encéphale, 1882).

Observation V (*résumée*)

Homme 64 ans. Les troubles psychiques sont survenus deux ans après le début de la Paralysie agitante. Il tomba peu à peu dans un état de lypemanie qu'il attribua à la honte qu'il éprouvait de se trouver dans un pareil état. Il finit par manifester des impulsions au suicide : il essaya plusieurs fois de se pendre et fut enfermé à l'asile, où il est depuis 3 ans et demi.

Au point de vue mental, le malade est habituellement déprimé ; il pleure facilement mais il a des périodes de rémission pendant lesquelles il est relativement de bonne humeur. Ces éclaircies dans l'état psychologique coïncident toujours avec une diminution du tremblement. Il est cependant toujours impressionnable et, même dans les périodes de rémission, la moindre émotion le fait trembler et verser des larmes abondantes. L'intelligence est nette mais peu développée. La mémoire est assez bien conservée.

Dr RINGROSE ATKINS. (BALL. Encéphale, 1882).

OBSERVATION VI

Homme, atteint de Paralysie agitante et de folie circulaire, pendant les périodes d'excitation de laquelle existaient des conceptions délirantes parfaitement caractérisées.

Dr HUGGARD (BALL. Encéphale, 1882).

OBSERVATION VII

Femme, 56 ans, entre le 16 octobre 1881 pour Paralysie agitante, ayant débuté en 1876. Elle est d'une exigence extrême : il faut être continuellement auprès d'elle pour la changer de place ; elle demande plusieurs fois par heure à être mise sur le bassin pour uriner, mais à peine y est-elle qu'il faut la recoucher, car elle ne peut satisfaire à ses besoins, la miction étant empêchée par la crainte d'uriner à côté du bassin. Chaque jour elle demande à sortir, car elle se trouve mal à l'hôpital où on ne satisfait pas assez vite ses moindres désirs.

BALL. Encéphale, 1882.

OBSERVATION VIII

Homme, 62 ans, atteint de paralysie agitante typique. Il est sans cesse obsédé par des mots qu'il ne peut chasser et dont il cherche les ressemblances. Se préoccupe pour un rien. Fatigue cérébrale très rapide.

BOUCHER DE LA VILLE JASSY. Th. Paris, 1903.

Observation IX

Homme 58 ans, Paralysie agitante sans tremblement, diagnostiquée par Charcot.

A. H. — Père violent, buveur, 3 oncles buveurs, 1 oncle maternel mort aliéné après trois ans d'internement, 1 autre oncle maternel s'est suicidé à 80 ans à la suite d'ennuis de famille, 1 autre est vivant, mais buveur et emporté.

Etat mental. — Caractère très emporté et de tout temps. Convulsions dans son jeune âge. Alcoolisme, paludisme ; sur 7 enfants, 5 sont morts en bas âge. Est devenu émotif au point de ne pouvoir plus parler quand il se trouve en présence de plusieurs personnes. Rire et pleurer spasmodiques. La mémoire a beaucoup diminué depuis quelques mois, ce qui le force à tout écrire ; ouvrier jadis habile, il ne fait plus que le travail vulgaire. Se lamente perpétuellement sur son état et a déjà, paraît-il, manifesté des idées de suicide. Ni incohérence ni actes déraisonnables.

Obs. I V de Béchet, Thèse Paris, 1891-92.

Observation X

Homme 37 ans, atteint de maladie de Parkinson, diagnostiquée par Charcot.

Le caractère s'est modifié, il est devenu triste et irritable, mais le malade vaque à ses occupations comme par le passé.

Obs. VIII de Béchet, Thèse de Paris, 91-92.

Observation XI

Homme 52 ans, atteint de Paralysie agitante en 1887. Sans hérédité ni syphilis, ni alcoolisme. En mai 1892, l'intelligence paraît intacte et l'activité cérébrale conservée : c'est un ancien magistrat. Il a eu pourtant quelques obsessions de suicide. Croit que sa famille va l'abandonner.

Obs. XII, *in* Thèse de Béchet. Paris, 1892.

Observation XII

Femme 30 ans, en avril 1891 est atteinte de maladie de Parkinson unilatérale.

Le caractère jadis gai est, dans ces dernières années, devenu soucieux et triste : elle est dans un état d'énervement continuel et pleure souvent sans savoir pourquoi.

Obs. XIV, *in* Thèse de Béchet, Paris, 1892.

Observation XIII

Femme 57 ans, entre en février 1885 pour maladie de Parkinson ayant débuté il y a 5 mois. Caractère déjà triste, hyperémotif, présenta toute sa vie des phénomènes nerveux mal précisés. Crainte incessante de quelque malheur, préoccupation de l'avenir de ne pas guérir, de rester sans ressources. Troubles intellectuels et troubles physiques suivent une marche parallèle.

C. H. Roger, *Encéphale*, 1885.

Observation XIV

Femme 42 ans, entre en février 1885. Père hémiplégié, mère morte d'apoplexie. Maladie de Parkinson classique.

Engourdissement des facultés intellectuelles dont elle a conscience. Elle qui dirigeait une maison de commerce, ne peut qu'à peine écrire son nom ou faire la moindre opération. Agitation croissante avec le tremblement.

Roger, *Encéphale*, 1885.

Observation XV

Homme atteint de maladie de Parkinson ayant débuté en 1876. Un délire de persécution survint avec des hallucinations. Il croyait être entouré d'ennemis dont il voyait partout les traces. Il entendait qu'on se moquait de lui ; il voyait les mains de ses ennemis passer à travers la muraille. Il fouillait tout, brisait tout puis retombait dans son inertie. Idées imprécises. Troubles de la mémoire portant sur les choses anciennes comme sur les choses récentes.

Parant, *Annales méd. psych.*, 1883.

Observation XVI

Homme 62 ans, alcoolique. Maladie de Parkinson typique.
Indifférence complète. Lenteur intellectuelle très grande. Pas
d'hyperémotivité.

Dr Peeters. Soc. de Médec. mentale de Belgique.

Observation XVII

Homme 64 ans, sans antécédents héréditaires ni personnels in-
téressants. En 1899 devient neurasthénique. En 1900 débute une
maladie de Parkinson et en même temps parurent des signes de
dépression mentale, amnésie de fixation, insommie, fatigue cérébrale, rapide peur de perdre l'esprit.

En avril 1901, relate une crise maniaque qui détermina l'internement. Paroles abondantes, incohérentes. « Lorsqu'il se cou-
chait, il commençait à donner l'expression de ses illusions et hallucinations. Au début, pensait-il, des abcilles le harcelaient qu'il
s'efforçait de combattre et d'éloigner. Plus tard, s'imaginant pour-
suivi par des ennemis armés de bâtons qui essayaient de le tuer
en le frappant à la tête, il s'esquivait alors tantôt d'un côté tantôt
de l'autre et tâchait de sortir de son lit pour les éviter. D'autres
fois, il causait avec sa femme, grâce à un téléphone imaginaire et
il croyait encore entendre des voix familières converser avec lui,
à travers le plafond. »

Etat saburral gastro-intestinal. Constipation opiniâtre. Urines
sans sucre ni albumine. Gâtisme diurne et nocturne. Œdème des
malléoles. Amaigrissement.

L'amélioration commence à la 3e semaine et s'accentue ensuite.
L'œdème disparaît. A la 5e semaine, il a encore quelques halluci-
cinations la nuit. A la fin de la 10e semaine, il causait raisonnable-
ment et quitta bientôt l'asile, guéri entièrement.

John Punton (Kansas. City Medical Index-Lancet, 1903).

Observation XVIII

Homme 67 ans, négociant. Mère et sœur nerveuses. — Scarla-
tine à 8 ans, pleurésie à 35 ans. Pas buveur, au dire du malade qui

a été représentant de vermouth et d'absinthe. Très fumeur. A eu un chancre à 18 ou 20 ans et l'histoire génitale de ce malade, assez imprécise, est suspecte. Artério-sclérose.

Etat mental : Paraît intelligent, raisonne parfaitement bien et se souvient bien des dates et événements de sa vie.

Mais il a des démêlés avec la sœur et l'infirmier de sa salle. Il croit que la sœur veut l'amener dans un bar-hôpital qu'elle dirige et l'infirmier, le faire travailler dans une usine, à embouteiller des eaux spéciales. Employés et clients de ces singuliers établissements ont le même uniforme (la capote des malades). Sœur et infirmier font bien leur service le jour et ne font ces choses que le soir.

Très agité, surtout la nuit, il se lève et ne reconnaît plus rien. Il ne retrouve pas son lit, il se lève pour demander du pain, car il n'a pas assez à manger, la sœur le privant de nourriture.

Il passe dans le service du Dr Régis où l'on diagnostique : Maladie de Parkinson avec délire onirique.

25 avril. D'une façon générale, X est tranquille. Une nuit, il a voulu se lever pour aller faire une expédition à la gare du Midi. Le lendemain il a parfaitement reconnu son erreur. Et depuis lors les nuits sont calmes. Il dort bien, satisfait de son nouveau séjour, et ne se plaint pas.

29 avril. Etat toujours satisfaisant. Depuis son entrée, X est calme et n'a plus de rêves, de cauchemars, de céphalées quand survient une nouvelle crise. Les céphalées avaient repris depuis 2 jours et cette nuit il a de nouveau rêvé : Il était sorti de l'hôpital et se promenait quand il fit la rencontre de son beau-frère et de sa sœur, actuellement à Barcelone. Sur le point de les quitter, il aperçoit l'infirmier sus-dit, se précipite sur lui pour se venger et la police les sépare. Il se réveille à ce moment et a conscience d'avoir rêvé. Ce rêve a probablement son origine dans ce fait qu'hier ses camarades de la salle 12 où il était d'abord sont venus le voir et ont causé avec lui de ce qu'il voyait là-bas.

5 mai. Tout est rentré dans l'ordre ou à peu près. Sommeil bon et pas de rêve depuis le 29 avril. Céphalée persistante et douleur assez forte dans le bras et l'épaule gauche. Pas de fièvre.

25 mai, amélioration persistante. Un peu de douleur dans l'épaule et de céphalée, avec légère hyperthermie. Pas de délire.

18 Juin. Le mieux continue. Pourtant la nuit dernière il a rêvé

de la vaisselle de la salle mais aucun personnage de son ancien délire n'y est mêlé. Ce rêve, qui s'est produit au milieu de la nuit, n'a pas duré.

20 Juillet. Amélioration durable sans rêves ni cauchemars.

18 octobre. X... est sorti depuis 2 mois. Aucun trouble mental, ni délire ni rêve. Le tremblement a diminué. L'état général est excellent.

Collomb. Thèse de Bordeaux, 1905.

OBSERVATION XIX

Homme, arthritique nerveux à hérédité tarée et présentant lui-même des symptômes de dégénérescence mentale. Caractère vif, émotif qui, depuis la maladie, est devenu sombre et lui fait rechercher la solitude.

In Thèse Lacoste. Paris 1886-87.

OBSERVATION XX

Femme, 60 ans, atteinte de maladie de Parkinson et n'ayant rien autre chose d'anormal au point de vue physique que de l'énorme hyperémotivité.

In Thèse Boucher de la Ville Jassy, Paris, 1903.

OBSERVATION XXI

Femme, 70 ans, atteinte de maladie de Parkinson, chez qui survinrent, à la fin de l'évolution, de l'affaiblissement de la mémoire et de l'intelligence.

In Thèse de R. de Saint-Léger, Paris, 1879.

OBSERVATION XXII

Femme, 60 ans, autrefois gaie, est devenue, depuis l'apparition de la maladie de Parkinson, triste, taciturne, impressionnable à l'excès, exigeante, irritable, avec de fréquentes « impatiences musculaires », mais les troubles psychiques se réduisent à cela et l'on est frappé de la lucidité de son esprit, de la précision de ses souvenirs.

In RAYMOND, *Nouvelle Iconographie de la Salpêtrière*, 1904.

OBSERVATION XXIII

Homme, 69 ans, atteint de maladie de Parkinson, ne présente comme trouble psychique ou mental qu'une légère exagération de l'impressionabilité.

In RAYMOND, *Nouvelle Iconographie de la Salpêtrière*, 1904.

OBSERVATION XXIV

Homme, 66 ans, atteint de maladie de Parkinson avec état intellectuel très déprimé ; un an après l'apparition de ces troubles, la déchéance intellectuelle est complète et précède de peu la mort.

In Thèse CARRAYROU, Paris, 1903.

OBSERVATION XXV

Homme, 47 ans, Parkinsonnien, devenu depuis sa maladie, taciturne, indifférent.

In Thèse ALQUIER, Paris, 1903.

OBSERVATION XXVI

Femme, 60 ans, Parkinsonnienne. Le caractère est devenu taciturne, allant même par moments à la stupeur.

In Thèse ALQUIER. Paris, 1903.

OBSERVATION XXVII (*personnelle*).

Homme, 59 ans, entre à l'asile de Breuty-La Couronne pour accès de mélancolie anxieuse.

Père alcoolique : aucun autre détail intéressant du côté des antécédents héréditaires ou collatéraux, sa mère, ses 3 frères et 4 sœurs étant ou bien portants ou morts de vieillesse.

C'est un cultivateur, robuste, n'ayant dans ses antécédents personnels qu'une fièvre typhoïde à l'âge de 12 ans. Il a fait la dernière partie de la campagne de 1870, sans voir le feu d'ailleurs. Marié à 30 ans, il eut un fils qui mourut à l'âge de 20 ans. Son affection présente remonterait à cette date.

Histoire de la maladie et examen clinique.— Le début de l'affection remonte à octobre 1901 à la suite de la mort presque subite de son fils, simultanément avec l'accès mélancolique qui détermina son entrée à l'asile le 23 juin 1902. Le premier symptôme physique fut le tremblement qui, d'abord unilatéral, devint vite généralisé : il débuta par le bras gauche, disparut quelques jours puis reparut et s'installa définitivement. Le malade ne se souvient pas si la rigidité actuellement constatée survint à la même époque.

Aujourd'hui, le tremblement est composé d'oscillations variables, c'est-à-dire de moyenne et parfois de grande amplitude, pouvant subsister au repos, exagéré avant le mouvement mais disparaissant pendant le mouvement. Une particularité marque ce tremblement. Le malade étant assis, les bras tremblent mais non les jambes, puis les bras cessent de trembler et c'est au tour des jambes. Le côté gauche a toujours tremblé davantage.

Le deuxième grand trait du syndrome parkinsonnien, la rigidité, est également très net ici.

L'attitude est classique : nettement soudé, le malade est penché en avant, bras collés au corps, avant-bras demi-fléchis et mains collées à la ceinture. Cette flexion s'observe même quand le malade est assis. Si l'on appelle le malade, il se retourne tout d'une pièce.

Le facies a également l'aspect soudé mais non tragique, tête immobile, car la rigidité du cou ne permet que difficilement les mouvements de rotation de la tête. Les traits sont impassibles, les lèvres pincées : cependant, il peut rire, ce qui occasionne souvent les pleurs.

La démarche est également typique. Le plus souvent il marche à petits pas, d'une façon saccadée, rigide ; il est très penché, « comme s'il courait après son centre de gravité ». Le malade dit avoir remarqué que par temps froid il marche plus librement et peut même courir.

Il n'y a pas de paralysie, l'inhabilité du malade tenant à sa rigidité. Ces troubles moteurs ont, en effet, augmenté depuis leur apparition. A l'heure actuelle, le malade est malhabile. Il glisse perpétuellement son pouce sur l'index et cependant n'arrive pas à rouler convenablement une cigarette, ce qui l'a forcé à cesser de fumer. Il boit sans renverser le liquide et au lit il tremble tant qu'il n'a pas trouvé place à son aise pour dormir.

La langue a des mouvements incertains. La parole est saccadée mais non embarrassée.

Les mots d'épreuve sont dits et redits sans accrocs.

Il n'y a pas de troubles de la sensibilité ni au point de vue contact, piqûre, température, ni au point de vue de la sensibilité générale, sauf cependant de l'extrême lassitude fréquemment. La perception des odeurs et des saveurs est normale, de même que le sens stéréognostique.

Réflexes. — Voici maintenant l'histoire des manifestations psychosiques qui ont nécessité l'internement de notre malade. Cet homme, de caractère doux et calme, ressentit un violent chagrin de la mort de son fils, enlevé en quelques jours, en octobre 1901. Les troubles ont un début subit. Il se confine au lit, se plaint de fièvre, de céphalée, a perdu le goût du travail et déclare qu'il va mourir aussi. De temps en temps, il a des accalmies mais les rechutes sont incessantes et surviennent tous les 10 ou 15 jours. L'appétit est resté très bon et notre malade se réveille même la nuit pour demander à manger. Il consulte de nombreux médecins, des curés, des sorciers. Son caractère ayant changé, il devient exigeant et violent ; puis un jour, après avoir à maintes reprises menacé sa femme, il a failli la tuer à coups de bûche.

On l'interne alors le 24 juin 1902. Le syndrome mélancolique à couleur hypocondriaque est très net et va subsister pendant deux ans et demi, puis laisser la place à l'état actuel décrit déjà. Le malade dit que son sang est parti par les mains et les pieds, ses nerfs sont enflés et il va mourir. Il cherche les médicaments qui pourraient lui être nécessaires et supplie de ne pas le faire souffrir quand on aura décidé sa mort.

En janvier 1903 l'état est identique. Il demande un fusil pour mettre fin à ses jours et à ses souffrances.

En 1904, on signale de l'amélioration intermittente, mais il se croit toujours perdu car il n'a plus de sang.

Cette amélioration est très nettement accentuée en 1905 et s'est maintenue depuis lors. Il est calme, parle lentement, comme s'il avait peine à trouver des mots mais lucidement (Voir examen psychopathologique, au chapitre). Cependant, en 1907 le tremblement s'accentue au point de ne laisser le malade s'habiller que difficilement.

En 1908, une bronchite fébrile s'accompagne d'une légère poussée hypocondriaque qui disparaît avec la maladie et au cours de laquelle il se déclarait inguérissable et voulait à peine accepter de se soigner à cause de l'inutilité de tout.

CONCLUSIONS

1° Beaucoup de Parkinsonniens présentent des troubles psychiques.

2° Parmi les troubles de l'état mental, les plus fréquents sont : la taciturnité, l'hyperémotivité, l'instabilité motrice ou « impatience musculaire » de Brissaud, l'affaiblissement intellectuel.

Parmi les Psychoses, nous citerons le syndrome mélancolique, la démence, des épisodes de confusion mentale

3° Nous ne pouvons retenir les arguments qui veulent rattacher la névrose et ces troubles psychiques.

4° L'identité des tableaux cliniques nous conduit à attribuer les troubles psychosiques à des lésions scléreuses, amenant suivant le lieu de leur prédominance, des symptômes d'artériosclérose cérébrale ou aes poussées de confusion mentale déterminant par leur passage à la chronicité des démences à substratum psychique et non des démences « sine materia », comme le seraient des démences névrosiques

BIBLIOGRAPHIE

1861-62. VULPIAN-CHARCOT. — De la paralysie agitante. *Gazette hebdomadaire*.

1872. CLAVELEIRA. — La paralysie agitante. Thèse de Paris, 1872.

1877. JACCOUD. — Pathologie interne, 5ᵉ édit. I. 526-531.

» BOUCHER. — Thèse de Paris, 1877.

1879. HAMMOND. — Traité des maladies du système nerveux

1881. BALL. — Communication au Congrès de Londres, 1881.

» BALL. — *Journal of mental science*.

» LUYS. — Traité clinique et pratique des M. mentales.

1882. BALL. — De l'insanité dans la paralysie agitante. Encéphale, 1882.

» RINGROSE ATKINS. — Observ. *Journal of mental science*.

1883. A. VOISIN. — Leçons cliniques sur les M. mentales et les maladies nerveuses.

» AXENFELD et HUCHARD. — Traité des Névroses, 2ᵉ édit.

» PARANT. — Troubles intellectuels de la Paralysie agitante *Bulletin de la Soc. méd. Toulouse*.

» PARANT. — La Paralysie agitante comme cause de folie. *Annales médico-psychol.* 1883.

1885. ROGER. — Encéphale.

1887. LACOSTE. — Paralysie agitante. Thèse de Paris, 1887.

1888. CHARCOT. — Leçons sur les maladies du système nerveux. 1887-88.

» WILLE. — Observ. *Société de méd. mentale de Bâle.*

1889. DUTIL. — Nlle Iconographie de la Salpêtrière.

1890. BALL. — Leçons sur les maladies mentales. 1890.

» FALRET. — Etude clinique sur les M. mentales. 1890.

1892 BECHET. — Thèse de Paris, 1891-92.

1894 GRASSET. — Maladies du système nerveux, 3e éd. 1894.

1895 BRISSAUD. — Leçons sur les maladies nerveuses, I. 489.

1899 ROUVILLOIS. — Thèse de Lyon, 1898-99.

« SANDER. — Revue neurol., 1899, p. 286.

« LAMARCHE. — Th. de Montpellier, 1898-99.

1900 GILLI. — Th. de Paris, 1900.

1901 WERTHEIMER. — Revue neurol., 1901, p. 30.

« COMPIN. — Etude clinique des formes anormales de la M. de Parkinson. Thèse de Lyon, 1901-02.

1902 H. LAMY. — Rev. neurolog., 1902, p. 63.

1903 G. BALLET. — Traité des maladies mentales, 1903, p. 872-875

« GRANDE. — Paralisis agitans o morbo del Parkinson. Med. prat. Nicostro, 1903.

« CARRAYROU. — Etude clinique et anat. path. de la M. de Parkinson. Thèse de Paris, 1902-03.

« BOUCHER de la VILLE-JASSY. — Thèse de Paris, 1902-03.

« John PUNTON. — Paralysis agitans complicated with delusional mania. The Kansas City medical index Lancet.

1904 STEINDL. — Die nervœsen und psychischen Stœrungen bei Paralysis agitans. Friedreich's Bl. f. gerichtl. med. Nürb. 1904, (401-414).

« ALQUIER. — Thèse de Paris, 1903-04.

« ALQUIER. — Pathogénie de la M. de Parkinson. Gazette des Hôpitaux, juin 1904.

« F. BUY. — Caractères de délires d'intoxication. Thèse de Toulouse, 1903-04.

« RAYMOND. — La maladie de Parkinson. Nouvelle Iconographie de la Salpêtrière.

« MANSCHOT. — Paralysis agitans. Amsterdam, 1904. F. van Rossen, 180 p.

1905. GRASSET (J.) et RAUZIER (G.). — *Traité de médecine*, Brouardel. Gilbert, 2º éd. 1905, X, p. 604-606.

» LAMY (H.). — *Traité de médecine*, Gilbert Brouardel, 2ᵉ éd. 1905, X, p. 437.

» COLLOMB. — Troubles intellectuels dans la M. de Parkinson. — Thèse de Bordeaux, 1905.

» CATOLA. — La Sialorrhée de la M. de Parkinson. *Revue neurolog*, Paris, 1905.

» CATOLA. — Quelques considérations sur certains symptômes de la M. de Parkinson. *Revue de Médecine*.

1906. MARIE (A.). — La Démence, Paris, 1906.

» MOSSE. — *Revue neurol.*, 1906.

» HANS RŒHER. — Paralysis agitans u. Trauma im Lichte der Unfallheilkunde. Kostock, 1906.

» REGIS (E.) — *Précis de Psychiâtrie*, 3ᵉ édit., p. 783-786, 1906.

» LAMBRIAR. — Trois cas de M. de Parkinson. *Bull. Sc. méd. et natur. de Yassy*, 1906.

» GUZMANN RODRIGUEZ. — Un caso de enfermedad de Parkinson. *Bol. Soc. med. de Puerto-Rico*. Sanyuan P.R. 1906 (138-141).

1907. MAILLARD (G.). — Consid. sur la M. de Parkinson et sur quelques fonctions nerveuses. Thèse de Paris, 1906-07.

» STEPHENS (T. G.). — Personal observ. of a case of paralysis agitans (Shaking palsy). Parkinson's disease ; multiple complications and death. *Med. Bull. Philad.* 1907 (406).

1908. BOURILHET (H.). — M. de Parkinson survenue chez une démente épileptique. *Gaz. des Hôpitaux*, Paris.

» KLIENENBERGER (O.). — Contrib. à l'étude de la sympt. de la Paralysie agitante. *Monatschrift f. Psych u. Neurol.* Berlin, 1908, (37-52).

ANGOULÊME

Imprimerie L. COQUEMARD et Cⁱᵉ